AF249875

CONSIDÉRATIONS GÉNÉRALES

SUR LES

MALADIES CHRONIQUES

ET SUR

LEUR TRAITEMENT.

Par ALF. BÉGHIN, Médecin spécialiste, à Tours

Non ignara mali,
miseris succurrere disco.

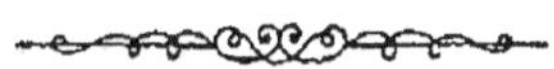

PARIS

IMPRIMERIE TYPOGRAPHIQUE V. FILLION ET Cᵉ

rue des Martyrs, 18 et 18 bis

1874

CONSIDÉRATIONS GÉNÉRALES

SUR LES

MALADIES CHRONIQUES

ET SUR

LEUR TRAITEMENT

Non ignara mali,
miseris succurrere disco.

Nous consacrerons ces quelques pages à l'étude des *Maladies chroniques*, c'est-à-dire des affections qui parcourent lentement leurs périodes et dont l'évolution s'accomplit dans un espace de temps relativement considérable.

Notre but est, en même temps, d'exposer comment nous sommes parvenus à opposer à ces maladies, si réfractaires à tout traitement, une thérapeutique dynamique destinée à les atténuer ou à les guérir, en combattant directement les lésions des fonctions vitales et les altérations fonctionnelles, primitives ou consécutives.

Jusqu'à présent, malgré les progrès incontestables de la science, la médecine est restée à peu près impuissante dès qu'il s'est agi de combattre les *Maladies chroniques*. Tout au plus parvient-elle, à l'aide d'un traitement bien dirigé et scrupuleusement suivi, à obtenir la disparition momentanée de quelques symptômes incommodes ou douloureux. Mais, dans l'immense majorité des cas, tous les efforts tentés pour enrayer le mal restent infructueux : la maladie fait des progrès incessants et le terme fatal se rapproche de jour en jour. Cela se conçoit d'ailleurs, et ce résultat déplorable des médications les plus méthodiques en apparence, provient de ce que le traitement est basé la plupart du temps sur des hypothèses surannées et injustifiables. Pour traiter ces maladies tenaces et rebelles il faut, en effet, connaître les relations intimes qui existent entre l'affection que l'on veut guérir et divers autres états pathologiques ; il faut aussi tenir le plus grand compte de la santé générale des malades ; or, c'est ce qu'on ne fait pas généralement, attendu que la plupart des médecins sont encore sous l'influence d'une école qui faisait de la *lésion* la base de toute la nosologie. Avec une telle doctrine, les insuccès sont inévitables.

Effectivement, en se plaçant à ce point de vue étroit, il était impossible d'admettre la connexion de manifestations dissemblables

par leur nature apparente et par leur siége
anatomique ; aussi, en suivant ces errements,
nul ne se serait avisé d'assimiler telle ou telle
affection de la peau à l'asthme, à la gravelle
ou à la goutte, et de leur appliquer un traitement uniforme. Au contraire, pour la plupart
des praticiens, chacune de ces manifestations
devenait, en quelque sorte, un *être* pathologique distinct ; existaient-elles simultanément
ou successivement ? On ne pouvait y voir
qu'une simple coïncidence.

Nous repoussons ces doctrines ; nous
croyons au contraire, — et nos succès de
chaque jour en sont une preuve assurée, —
que, sinon toutes, du moins la plupart des
maladies chroniques peuvent être ramenées
à quelques types principaux, véritables en-
tités morbides, qui varient, il est vrai, par la
forme et le siége des manifestations, mais
dans des limites qui permettent toujours de
les réunir par un lien d'origine commune.

Sans avoir la prétention d'imposer à nos
lecteurs les principes de pathologie générale qui
nous ont guidé dans nos laborieuses recher-
cherches, — nous leur demanderons de faire
simplement appel à leurs souvenirs : n'ont-ils
pas vu plus d'une fois, par exemple, un père
atteint de la gravelle transmettre la goutte à

son fils et celui-ci engendrer à son tour des enfants qui deviennent asthmatiques, rhumatisants ou phthisiques?

Nous venons de parler de la goutte ; cette maladie, véritable protée, peut revêtir les formes les plus variées et cependant le même traitement est applicable à ces diverses manifestations d'un même état morbide.

En réalité, il n'existe, au moins pour les observateurs qui se sont attachés à saisir les rapports qui rapprochent certaines affections, qu'un petit nombre de *maladies*, — différentes cependant par leur forme. Par conséquent, on peut réduire à un nombre très-limité les médications qu'il convient d'opposer à des affections qu'on peut ramener à un groupe principal.

Pour donner une forme différente à notre pensée et nous faire mieux comprendre, reprenons les propositions sus-énoncées et envisageons-les à un point de vue différent:

Le propre des *maladies chroniques*, avons-nous dit, est d'être rebelles à tout traitement. A ce point de vue, cela les différencie des *maladies* aiguës qui ont une tendance tout opposée. Ainsi, une bronchite, une fièvre éruptive (variole, rougeole, scarlatine, etc.), ou bien encore un érysipèle se guérissent parfaitement sans aucune espèce de traitement, ainsi que le prouve l'expérience de tous les jours. Au contraire, une affection de l'estomac ou du foie, un engorgement de la matrice s'éterniseront en quelque sorte, sans que les remèdes communément employés parviennent à procurer le moindre soulagement. En vain, on bourre le malade de fer, de quinquina, d'huile de foie de morue, etc., — rien n'y fait : le mal accomplit des progrès incessants et souvent des lésions ultimes, qu'on n'a pas su prévenir, viennent abréger ces essais désastreux, en tuant le patient!

Ce déplorable résultat nous explique le découragement qui s'empare du médecin lorsqu'il se trouve en présence de ces sortes d'affections. Son intervention se borne, la plupart du temps, à formuler une prescription plus ou moins banale; souvent, las de ses stériles efforts, il appelle un confrère, plutôt pour partager la responsabilité que dans l'espoir d'être utile au malade. Trop heureux ce dernier si, en fin de compte, on ne le traite pas de malade imaginaire ou d'hypocondriaque!

Pendant de longues années de pratique médicale, tant à la ville qu'à la campagne, nous avons suivi ces errements ; nous ne faisons aucune difficulté d'en convenir. Ce n'est que guidé par l'expérience et éclairé par le flambeau de la physiologie, ce n'est que par l'étude attentive des phénomèmes pathologiques et en ramenant les maladies les plus dissemblables en apparence à quelques types uniques, que nous en sommes arrivé à lutter efficacement contre un grand nombre de ces affections si rebelles et dont on trouvera la liste — encore bien incomplète — à la fin de cet opuscule.

Nous devons dire cependant que, dans l'immense groupe nosologique formé par les maladies chroniques, toutes ne sont pas *au même degré* justiciables de notre mode de traitement : les unes sont guéries radicalement, d'autres ne sont que modifiées favorablement, un certain nombre enfin restent stationnaires en dépit de tous les efforts. Il va sans dire que ces dernières ont été éliminées, autant que possible, de la liste dont nous avons parlé plus haut.

Cependant, alors même qu'il s'agit de maladies organiques à produits hétéromorphes comme le cancer, par exemple, si nous ne guérissons pas la lésion, nous pouvons du moins avoir raison des symptômes les plus

douloureux ou les plus incommodes, et — en
fortifiant l'économie — placer le malade dans
les meilleures conditions pour soutenir la
lutte contre le mal qui le dévore.

Ainsi, pour préciser davantage, dans le cancer de l'estomac, nous pourrons, en faisant
disparaître un des symptômes les plus graves,
— le vomissement, — prolonger pendant de
longues années une existence dont l'inanition
allait trancher le cours en peu de mois.

Pour ne pas porter le découragement et le
désespoir dans l'âme des malheureux atteints
de cette cruelle affection, nous devons ajouter
que le cancer n'est pas fatalement incurable ;
plusieurs fois nous l'avons vu guérir par une
médication rationnelle, et ces faits, — tout
incroyables qu'ils paraissent, — sont attestés
par des médecins en chef des hôpitaux de
Paris, médecins renommés autant pour l'éten-
due de leur savoir que pour leur haute probité
scientifique.

Malgré ces guérisons inespérées, nous avons
écarté le cancer de notre cadre, — ces cures
étant extrêmement rares et ne se réalisant que
dans des conditions très exceptionnelles. —
Cependant nous avons vu dernièrement un
cancer bien caractérisé s'amender d'une ma-
nière remarquable sous l'influence d'une médication appropriée ; mais nous devons ajouter
que le malade avait été atteint précédemment

d'un eczéma arthritique très-étendu, et que le cancer avait remplacé cette affection qui avait brusquement disparu sous l'influence d'une médication intempestive.

·Voici, du reste, sans entrer dans des détails qui pourraient paraître superflus, quel est généralement le résultat de notre traitement : Les inflammations chroniques guérissent presque toujours, les hypertrophies et les engorgements assez souvent, les atrophies quelquefois, — à moins que ces dernières ne soient compliquées de dégénérescence, auquel cas la guérison est un fait extrêmement rare. Certaines autres affections, — les névroses les plus graves, les calculs biliaires et urinaires, les engorgements de matrice, la métrorrhagie, l'aménorrhée et la dysménorrhée, la goutte, les rhumatismes chroniques, etc., etc., guérissent dans la plupart des cas.

Ici, nous devons faire une remarque dont l'importance pratique n'échappera à personne : On comprend que si les malades qui réclament nos soins étaient dans la nécessité de spécifier, dans les communications qu'ils nous adressent, qu'ils sont atteints d'une inflammation chronique, d'une hypertrophie ou d'une atrophie avec ou sans dégénérescence, il leur serait aussi difficile de nous renseigner sur ces lésions, qu'il nous serait impossible de les éclairer sur le traitement à suivre. Heureusement, nous n'avons pas besoin d'un diagnostic aussi précis, la méthode de traitement que nous avons instituée étant basée sur l'étude attentive de quelques-uns des phénomènes généraux qui dominent la scène pathologique.

Les *maladies chroniques*, en effet, se traduisent à l'extérieur par certains symptômes que l'observateur le plus superficiel ne peut méconnaître, et ce sont ces symptômes — que nous signalons nous-mêmes au malade dans les cas qui s'offrent à notre examen — qui servent de base à notre médication.

Favoriser les combustions organiques, provoquer une sorte d'entraînement de l'économie entière, remédier à l'*anémie* et aux congestions qu'elle détermine, guérir dans d'autres cas — et sans changer la méthode générale de traitement — les congestions passives qui sont souvent la cause initiale de l'anémie et font tourner la maladie dans un cercle vicieux qu'il est d'une importance capitale de rompre, — tel est, en peu de mots, le but que nous nous sommes proposé et qu'il nous a été donné d'atteindre à l'aide d'un traitement qui, d'ailleurs, est en accord avec les données les plus récentes de la physiologie et de la pathologie.

Nous ne saurions trop le répéter, les affections chroniques qui représentent cependant, — abstraction faite des épidémies meurtrières et des ravages occasionnés par des guerres sanglantes, — la cause prépondérante de la mortalité, au moins dans nos climats, les maladies chroniques, disons-nous, n'ont pas le privilége d'occuper le premier rang dans les préoccupations des praticiens.

Aussi, la thérapeutique de ces affections, — les médecins les plus célèbres ne peuvent s'empêcher d'en convenir, — se traîne dans l'ornière des palliatifs désastreux, tels que l'opium et autres narcotiques, ou des moyens curatifs plus insuffisants encore que douloureux, comme les cautères, les vésicatoires, les ventouses, etc. Ajoutons à cela le fer, le quinquina, l'huile de foie de morue, les préparations dites antiscorbutiques dont on use et dont on abuse journellement, et nous aurons, à peu de chose près, le bilan des moyens employés contre les affections les plus réfractaires.

Les médicaments dont nous venons de

parler ont certainement une utilité considérable, mais que d'abus dans l'emploi qu'on en fait! L'huile de foie de morue, par exemple, agit souvrainement dans les cas de rachitisme, alors que les membres des malheureux enfants atteints de ce mal, se ploient sous le poids de leur corps. Mais, dans d'autres cas, quel usage inconsidéré ne fait-on pas de ce précieux médicament! Ainsi, une personne, dont les antécédents pathologiques sont suspects ou qui a vu plusieurs de ses proches *mourir de la poitrine*, comme on le dit vulgairement, — cette personne vient-elle à être prise d'une toux sèche, persistante, rebelle, vite on administre l'huile de foie de morue à haute dose, croyant bien conjurer l'effroyable phthisie! Eh bien, dans ces cas, il est trop tard ou trop tôt : trop tard, parce que ce remède pris avant l'apparition des symptômes locaux, eût pu prévenir la tuberculose dont le spectre redoutable se dresse devant une famille inquiète; trop tôt, parce que ce puissant médicament est excitant à un haut degré et peut produire les accidents (hémoptysie, dyspnée, etc.), que l'on veut conjurer. Plus tard, alors que la cruelle affection, parvenue à une période plus avancée, fatigue le malade épuisé par une expectoration abondante et des sueurs profuses, plus tard, au contraire, les huiles de poisson de viennent éminemment utiles en soutenant la nutrition et en arrêtant la déperdition des forces organiques.

Quant à nous, sans rejeter, — bien loin de là, — les ressources que nous offre la matière médicale, nous employons en outre d'autres agents qui, par un emploi sagement combiné avec les médicaments dont l'action est la mieux établie, nous permettent de combattre à armes égales les maladies chroniques. Non pas que nous nous flattions de les guérir toujours! Une telle présomption serait du pur charlatanisme. Nous guérissons fréquemment; souvent, en atténuant les souffrances, nous prolongeons l'existence ; enfin, nous soulageons toujours : nos prétentions ne vont pas au-delà.

Nous prolongeons l'existence, venons-nous de dire ; ce bienfait s'explique si l'on veut bien remarquer que ce n'est pas la *lésion*, — alors même qu'elle est au-dessus des ressources de l'art, — qui tue le malade. Effectivement, tant que les fonctions de digestion et d'assimilation se maintiennent dans un état satisfaisant, la marche de la maladie n'est pas très-active. Si, au contraire, ces fonctions languissent, l'appétit devient moins vif, la digestion s'accomplit laborieusement, l'assimilation se fait incomplètement. Bientôt le sang s'altère, les premiers symptômes de l'anémie se manifestent et, la cause s'ajoutant à l'effet, les troubles digestifs s'accroissent et viennent rendre l'anémie plus profonde. De plus, ces actions et ces réactions réciproques ont un retentissement marqué sur le système nerveux, et le patient se trouve engagé dans une impasse dont il lui est très difficile de sortir.

Outre nos médications spéciales et qui s'adressent aux divers groupes de maladies, le but de notre traitement est encore d'exercer une action sur la calorification, l'innervation, la nutrition et *surtout* sur la circulation capillaire ; car c'est au moyen de la circulation capillaire, — tous les physiologistes sont d'accord sur ce point, — que s'opèrent les sécrétions, l'assimilation et l'absorption. Par conséquent, en employant judicieusement des modificateurs assez puissants pour imprimer une activité considérable à la circulation capillaire, on parvient, en modifiant à la fois directement et médiatement l'organisme, à faire disparaître promptement les accidents liés à une altération particulière du sang.

De même, comme nous l'avons dit un peu plus haut, s'il nous est impossible de guérir des lésions devant lesquelles toutes les ressources de l'art doivent malheureusement rester impuissantes, nous pouvons du moins soulager les malades, améliorer sérieusement leur état général et prolonger leur existence, souvent de longues années, en combattant certains symptômes (comme l'*anémie*) qui viennent fatalement précipiter le dénouement.

Jusqu'à présent, ainsi que nous le disions en commençant, quand il s'est agi de combattre les maladies chroniques, on a suivi des méthodes qui ne pouvaient aboutir qu'à des insuccès : on s'est trop occupé de l'état local, pas assez de l'état général ; trop des effets, pas assez des causes ; trop des lésions ultimes, pas assez des lésions initiales ; trop des organes, pas assez des fonctions. C'est en suivant une marche entièrement opposée que nous sommes parvenu à guérir des malades qui semblaient n'avoir plus rien à attendre des ressources de l'art et pour lesquels la nature ne faisait plus d'efforts.

En résumé, ne nous lassons pas de le répéter, l'intervention du médecin dans les affections chroniques s'affaiblit chaque jour davantage en raison de l'insuccès de ses efforts et du découragement des malades La confiance qu'on avait en lui et l'autorité qui en provenait finissant par céder la place à des influences étrangères, l'empirisme et le charlatanisme vont seuls être appelés à tirer parti de cette triste situation. Eh bien, c'est alors que le malade, — manquant de direction sérieuse et honnête, en proie à l'abandon et au découragement, — ne sait plus à qui avoir recours, c'est alors que nous demandons à intervenir et à délivrer le malheureux patient des affreuses perplexités d'un mal rebelle jusqu'à présent aux médications en apparence les mieux appropriées.

ALF. BÉGHIN,

Médecin spécialiste, à Tours,
11, rue Saint-Denis.
(Traitement par correspondance : affranchir)

Paris. — Imp. V. Fillion et Cie, rue des Martyrs, 18.

NOMENCLATURE

DES

Principales Affections Justiciables

DE LA

MÉTHODE PHYSIOLOGIQUE

Alcoolisme chronique.
Amaigrissement.
Anaphrodisie.
Anémie.
Antéversion de l'utérus.
Asthénie.
Asthme.
Chlorose.
Chorée.
Colique hépatique.
    » néphrétique.
Constipation.
Congestion du foie.
Convulsions.
Crampes d'estomac.
Désordre des fonctionss génitales.
Diabète.
Diarrhée chronique.
Dysménorrhée.
Dyspepsie.
Engorgements de l'utérus.
Estomac (maladies de l')
Epilepsie.
Fièvres intermittentes.
Flatulence.
Flueurs blanches.
Gastralgie.
Gastrite chronique.
Gastro-Entérite chronique.
Glycosurie.
Goutte.
Gravelle.

Hémorrhoïdes.
Herpétisme.
Hydrargyrisme.
Hypocondrie.
Hystérie.
Idées noires.
Impuissance.
Incontinence d'urine.
Lymphatisme.
Lypémanie.
Maladies de la peau.
Mélancolie.
Météorisme.
Métrite chronique.
Nervorisme (état nerveux)
Névropathie générale.
Pertes séminales.
Pithyriasis.
Prurit (démangeaisons)
Rhumatisme chronique.
Rhumes (prédispositions aux)
Scrofules.
Stérilité.
Syphilis (ma^{ies} contagieuses)
Vomissements.
Maladies de la matrice (chute, déplacements, engorgements, pertes, etc.)
Maladies du foie.
Troubles de la Menstruation
Traitement préventif et curatif des accidents liés à l'âge de retour.